F.-Em. BOUTINEAU

Membre de la Société française d'Histoire de la Médecine
et de la Société archéologique de Touraine

Mœurs médicales en Touraine au XVIIe siècle

Un chirurgien royal juré

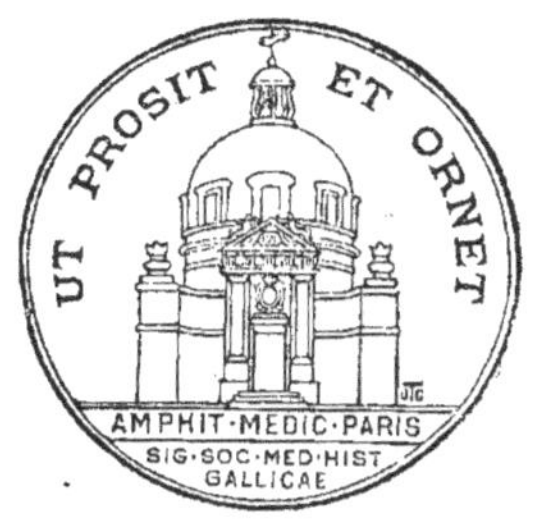

EXTRAIT DU BULLETIN

DE LA

Société française d'Histoire de la Médecine

(1903)

Mœurs médicales en Touraine au XVIIe siècle

Un chirurgien royal juré

PAR

F.-Em. Boutineau (de Tours)

Notre but, en faisant cette courte communication, est de faire connaître un trait de mœurs, particulièrement spécial à la chirurgie, vécu sous le règne du grand Roi, qui nous a été conservé par cette admirable source d'informations où l'on puise toujours fructueusement, « les Archives notariales ».

Ce titre et cette fonction de chirurgien royal juré, d'ailleurs très éphémère, ne seraient peut-être pas bien compris si nous n'esquissions à grands traits l'histoire corporative et administrative des chirurgiens tourangeaux.

Nous faisons tout d'abord un aveu qui nous est pénible : c'est que nous ne savons rien des origines. On trouve çà et là dans la littérature archéologique de la province, des noms de barbiers ayant donné quelques soins à des gens de guerre, à des princes, voire même à de nobles dames. On sait encore que les barbiers étaient réunis au XIVe siècle en confrérie, en communauté, comme d'ailleurs tous les marchands et artisans; que la communauté était composée d'apprentis, de varlets ou serviteurs, de maîtres et de jurés choisis parmi les maîtres pour une période déterminée, à l'effet d'administrer, de veiller à l'exécution des règlements, et de procéder à la réception des aspirants à la maîtrise.

Il faut arriver au commencement du xve siècle pour avoir un document certain, et nous le trouvons dans une ordonnance de Charles VI du mois de décembre 1408, qui diffère quelque peu de celle donnée aux chirurgiens de Paris en 1371. Cet acte royal fut provoqué par l'humble supplication de quatre maîtres barbiers, vraisemblablement jurés de la communauté, car le document ne le dit pas, mais il nous en a conservé les noms : Jehan Milet, Hannequin Clément, Pierre Richard et Jehan Poulain. Ils exposent « que moult « personnes malades et autres affluent ès païs de Tou- « raine pour eux faire seigner et y treuver garisons de « leurs malladies (1) et que plusieurs compaignons « eulx se disant Barbiers, ne sont aucunement souffi- « sans ou dict faict... et qu'il n'est pas en la puissance « des notables Barbiers de la Ville, de les viseter, ne « examiner qui est chose contre raison ».

Alors Charles VI y pourvoit par « gracieux remède, certaine science et grâce espéciale » en donnant aux barbiers de Tours les statuts que son père et prédécesseur avait fait rédiger en faveur des barbiers de Paris, et que lui-même avait renouvelés en 1381. Chacune des corporations d'arts et métiers avait à Paris un *maistre*

---

(1) Cette affluence de malades à Tours n'a rien qui doive nous surprendre. Au xive siècle, et encore plus aux siècles précédents, le pèlerinage au tombeau de saint Martin amenait en cette ville de nombreux étrangers, et non des moindres par le rang, l'opulence et la foi. Les guérisons miraculeuses opérées à l'ombre de la célèbre basilique étaient, paraît-il, nombreuses, s'il faut en croire les Chroniques de Touraine, mais nécessitaient quand même les secours de la chirurgie.

du métier qui était chargé de surveiller la communauté, jurés et maîtres, mais pour les barbiers, Charles V avait institué dans cette fonction son premier barbier, avec pouvoir de se faire représenter par un lieutenant dans chacune des principales villes de son Royaume, « ouquel on devra obeir comme à lui, en « tout ce que au dict mestier appartient et appartiendra ».

La juridiction de ces fonctionnaires dura jusqu'en 1692, où elle fut abolie, pour peu d'années d'ailleurs, par Louis XIV, comme nous le verrons plus loin.

Nous ferons remarquer en passant que le titre de barbier s'applique aux chirurgiens et qu'ils portèrent cette qualification jusqu'au règne de Louis XI, où ils sont alors désignés sous le nom de Barbiers et Chirurgiens. De tous les nombreux actes notariés que j'ai parcourus, j'ai retenu ceci, que, pendant le XVIe siècle et la moitié du XVIIe, on les nomme chirurgiens et barbiers; à partir de cette époque, chirurgiens seulement, jusqu'à la Révolution, qui, dans son inexorable besoin de réformes, fit disparaître cette anomalie médicale, qui n'avait pour excuse que ce sot préjugé datant du moyen âge : « *Ecclesia abhorret a sanguine.* »

L'ordonnance de Charles VII avait pour principal objet d'empêcher les étrangers à la chirurgie, charlatans, empiriques, sorciers, devins, ermites, alchimistes, vieilles femmes, Juifs convertis, etc.., etc., de se mêler de cet art. Le but fut-il atteint? Hélas! il est permis d'en douter, car, un siècle et demi plus tard, Henry II édicta, sous forme de règlement, une ordonnance datée de Fontainebleau, juillet 1556, pour les médecins, chirurgiens et apothicaires de Tours. Dans le préambule, le Roi déclare qu'il existe « un grand « et effréné nombre d'empiriques, respandus es villes, « bourgs et villaiges de Touraine, faisans profession « de médecins, chirurgiens et barbiers, et apothicaires,

« combien qu'ils n'aient esté approuvez en aucune « Université fameuse par les maistres et Docteurs « d'icelles; ny desclarez capables d'aulcunes des dites « professions ». Il y est dit aussi que les chirurgiens et les apothicaires exercent clandestinement la médecine « sans aucune methode de l'art de guerir, et que les « vrays medecins ne peuvent qu'à bien grant peine, « par voye et moyen de leur art, remettre les mallades « en santé ».

Pour remédier à ces infractions constantes, Henri II ordonna que, tous les trois ans, tous les médecins de Tours se réuniront à l'Hôtel-de-Ville, par devant le maire et quelques échevins, et nommeront un docteur en médecine, qui sera superintendant de l'art de médecine et devant lequel médecins, chirurgiens et apothicaires devront produire les Lettres les autorisant à exercer leur art ; qu'à défaut de cette preuve ils passeront un examen devant le superintendant et les médecins réunis, et si le candidat est déclaré idoine, il sera reçu, faisant le serment en tel cas requis et accoutumé et son nom inscrit au greffe de l'échevinage. Quant aux chirurgiens et apothicaires empiétant sur le domaine de la médecine, ils seront condamnés à cinquante livres parisis d'amende, et, en cas de récidive, « suspendus de l'exercice de leur estat à l'arbitre et discretion de Justice ».

Avec le XVIIe siècle, la considération des chirurgiens s'élève un peu, ils restent toujours soumis au premier barbier du roi ou à ses lieutenants, mais leurs études et le mode de leur réception donnent plus de garantie de leur savoir. Jusqu'à cette date, les ordonnances, statuts et règlements avaient été créés pour chaque ville un peu importante. En faut-il voir la cause dans le manque d'unité du pouvoir royal, dans les difficultés des communications, et dans les troubles si fréquents de l'invasion étrangère, ou des guerres de religion ?

Henri IV est le premier roi qui rendit exécutoire pour toute la France une ordonnance pour les chirurgiens. Son Edit de janvier 1606 n'est que la répétition des actes de ses prédécesseurs ; un point à signaler cependant, c'est qu'il donna pouvoir à son premier médecin, le sieur de la Rivière, de commettre dans chaque ville et bourg un ou deux chirurgiens chargés de faire les rapports pour la justice, attendu que le plus souvent ceux qui étaient choisis étaient insuffisants, voire même le lieutenant du premier barbier.

Cinq ans après, son fils et successeur, Louis XIII, donna des statuts (28 mars 1611) en vingt-deux articles, plus longuement et plus sagement élaborés, et qui furent encore remaniés dans un arrêt du Conseil d'Etat le 28 juillet 1671.

Entre ces deux dates il faut placer un fait important pour l'histoire de la chirurgie française. En 1668, François Félix, premier chirurgien du Roi (1), obtint de son maître d'avoir la suprême juridiction sur les chirurgiens de France, aux lieu et place du premier barbier. Désormais les maîtres en chirurgie n'eurent plus à subir l'humiliante mention, sur leurs lettres de maîtrise, du nom de l'intrus qui avait eu le gouvernement de leur art. Beaucoup d'historiens intéressés se sont élevés contre cette indignité, parmi lesquels nous citerons le professeur Malgaigne, qui ne pouvait comprendre cet excès d'abjection ; mais cela était très naturel pour le temps où plusieurs professions étaient réunies en une seule et même corporation. Les apothicaires ne subirent-ils pas, jusqu'en 1777, la promiscuité des épiciers ? les peintres et les sculpteurs, qui ont enrichi la France de leurs œuvres, ne faisaient-ils pas communauté avec les vitriers et les peintres du bâtiment?

---

(1) Etait le père de Charles Félix, qui opéra si heureusement Louis XIV en 1686, date mémorable, puisqu'on dit encore l'année de la Fistule.

Nous avons dit plus haut qu'Henri IV avait créé des chirurgiens dits aux rapports, fonctionnaires qu'on désigne aujourd'hui sous le nom de médecins légistes, Leur tâche était très délicate à exercer; presque toujours ils étaient choisis parmi les plus capables, et en dehors du lieutenant du premier barbier du roy; il s'opérait alors de petites guerres intestines qui éclataient au sein de la communauté, des plaintes étaient formées, et, passant par les diverses autorités judiciaires du temps, arrivaient jusqu'au Roi.

Louis XIV, qui n'aimait pas les troubles et les dissentiments parmi ses sujets (il l'a prouvé maintes fois), fit un véritable coup d'Etat, dans le domaine de la chirurgie; il supprima tout simplement le lieutenant du premier chirurgien du roi, et le remplaça par une autre autorité, dont le dépositaire reçut le nom de chirurgien royal juré. Les villes importantes furent pourvues de deux de ces fonctionnaires, et Tours fut de ce nombre. Il n'y aurait rien à dire de cet acte royal puisqu'il se passait sous le régime du bon plaisir, mais c'était l'époque du grand luxe, des insatiables besoins d'argent. Le roi vendit cette fonction à prix d'or, comme tant d'autres, et l'histoire a sévèrement enregistré cet acte de péculat royal, sous le nom de Vénalité des Charges.

L'Édit du roy *portant création de deux chirurgiens jurez dans chacune des grandes villes, et un dans les autres du royaume, et d'un médecin Juré ordinaire de Sa Majesté en chacun Ressort*, est daté du mois de février 1692.

L'arrêt du Conseil d'Etat qui le confirme a été rendu le deux septembre de la même année.

Il restait à trouver à Tours deux chirurgiens assez instruits pour exercer cette fonction à la fois scientifique et administrative. Y eut-il des difficultés, nous l'ignorons; mais c'est très probable. Enfin le choix de l'intendant de la généralité de Tours se porta sur les deux frères Cuau, d'une notoriété professionnelle avérée, et d'une capacité pécuniaire suffisante pour satisfaire au prix que Sa Majesté avait fixé pour l'achat de ces charges.

Ces deux frères étaient les fils d'un autre Pierre Cuau, chirurgien de Tours, qui avait débuté dans la carrière avec la confiance de ses confrères ; il fut désigné à l'unanimité pour remplir les fonctions de chirurgien du « sanitas », c'est-à-dire des pestiférés, avec le devoir de se renfermer dans l'établissement pendant tout le temps que durerait l'épidémie, sans pouvoir en sortir, sous quelque prétexte que ce soit. Pierre Cuau échappa au fléau, et, en 1628, il présenta au corps de ville une humble supplique pour toucher le montant de ses honoraires : 1396 livres et 3 sols. On croirait aujourd'hui que, pour prix de tant de dévouement et d'abnégation, le maire et les échevins se seraient empressés de satisfaire à la légitime réclamation de ce malheureux, qui avait risqué sa vie, et qui n'avait rien gagné en dehors de ce travail forcé. Ce serait bien mal connaître l'esprit de cette époque. On décida en séance qu'on lui paierait seulement les intérêts, mais on s'en garda bien ; en 1641, il s'adressa à la justice, au présidial de Tours, la ville fut condamnée à lui payer de suite principal et intérêts. Et, chose lamentable à raconter, les registres des délibérations de l'hôtel de ville mentionnent presque chaque année, jusqu'en 1471, c'est-à-dire pendant 43 ans après, les réclamations du pauvre chirurgien ou celles de sa veuve, car il mourut sans avoir reçu le prix de son travail. La réponse des édiles était toujours la même, toujours laconique et navrante : « On paiera les intérêts. »

René Cuau fut le premier choisi pour remplir la fonction de chirurgien royal ; ses lettres de Provisions, que nous joignons à cette communication, lui ont été expédiées le 26 mars 1693. Pierre Cuau son aîné ne reçut les siennes que le 23 mai suivant, probablement parce qu'il n'avait pas pu acquitter tout de suite la *finance* qui devait être versée contre la remise du titre, comme le porte expressément l'Edit du roi.

L'entrée en fonctions de René Cuau eut des débuts pénibles ; le lieutenant du premier chirurgien venait d'être sacrifié, les jurés voyaient s'amoindrir leurs droits, et leur autorité, et montrèrent vis-à-vis du nouveau fonctionnaire une attitude agressive, qui alla même jusqu'à lui refuser les registres et les titres de la communauté. René Cuau dut alors faire constater par devant notaire le refus de reconnaître son autorité. C'est cette curieuse pièce que nous publions ci-après. Nous ne connaissons malheureusement pas la conclusion et la suite donnée à cet acte de révolte ; tout ce que nous pouvons affirmer, c'est que la charge de chirurgien royal juré n'existait plus en 1701 à Tours, puisque tous les chirurgiens, avec le concours des médecins, établirent de nouveaux statuts qui servirent de règlement à la communauté pendant tout le XVIIIe siècle; ils furent signés de la plupart des médecins et des chirurgiens, mais la signature de René Cuau n'y figure pas : il était décédé.

Pierre Cuau a signé comme juré et en troisième place.

La lieutenance du premier chirurgien du roy fut rétablie à Tours en 1723.

ACTE NOTARIÉ
POUR RENÉ CUAU
CHIRURGIEN ROYAL JURÉ
CONTRE
PLUSIEURS MAITRES CHIRURGIENS
DE TOURS

Aujourdhuy quatriesme jour de May mil six cens quatre vingt treize, par devant les notaires Royaulx à Tours soubsignez, est comparu en personne le s^r René Cuau chirurgien Royal, de ceste ville, fauxbourgs Ressort et despandances d'icelle demeurant paroisse Saint Saturnin. Lequel nous a requis nous transporter en sa maison, à l'effaict cy-après; ce que luy avons octroyé, ou estant, nous a remonstré qu'ayant esté pourvu par sa Majesté du d. offisse de Chirurgien Royal Juré, par ses Lettres de provisions du 26e de mars dernier créé par Edict du mois de febvrier mil six cens quatre vingt douze et receu en icelluy au Bailliage et siège presidial de ceste ville, le vingt troisiesme d'avril dernier. Il auroit conformément au dit Edict fait convoquer tous les maistres de la dite communauté de ceste dite ville et faulx bourgs pour s'assembler en sa maison, scize rue de la Cellerye, une heure de relevée, suivant le mandement qu'il en auroit donné, au sieur Beranger l'un d'iceux comme dernier receu, dès le premier de ce mois.

Lequel auroit faict suivant son certificat daté de ce dit jour, représenté par le dit sieur Cuau, et qu'il a repris, et qu'il ne s'est presenté à la dite assemblée que les sieurs Simon Debout, Pierre Cuau, René Defoucques, Pierre Rabin, et le dit Beranger. Les aultres ne s'y estans point trouvez. Jusques à environ l'heure de trois heures que luy a esté signiffié un acte, à la requeste du sieur Laurant Falc procureur et receveur de la communaulté tant pour luy, que pour les aultres maistres par Moreau huissier, portant protestations de nullité de ce quy seroit faict par le dit Cuau, pretendant qu'il ne doibt pas faire convocquer la dite assemblée en sa maison, ce qui est un prétexte pour ne pas obeir, pour le dit Falc, et les aultres maistres aux Ecdits et declaracions de sa majesté.

Le dit Falc ayant par caballe fait plusieurs assemblées avec parties des aultres maistres depuis que le sieur Cuau a été receu et commis au dit offisse quoy que la dite Reception luy ait esté signiffiée, et qu'il soit de sa cognoissance que la convocation d'assemblées doibvent estre faites par ledit Cuau Chirurgien Royal Juré suivant l'article 5 du dit Ecdit quy ordonne qu'il fera faire les assemblées, y presidera et fera rendre les comptes; et l'article six qui veult que tous les maistres seront soubz mis à sa Jurisdiction, et qu'ils se rendront aux Jours ausquelz il seront mandez ou assignez à peine de cinquante livres d'amende. Et ainsi que le d. sieur Cuau a bien pu et deub faire la d. convocation en sa maison joinct mesme qu'il n'y a aultre chambre ny aultre lieu destiné pour l'assemblée des dits chirurgiens, s'estant les dites assemblées cy devant tenues chez aulcuns des dits particulliers chirurgiens a faulte de chambre commune et que mesme par austre esdit du deuxiesme de septembre mil six cens quatre vingt douze, les medecins jurez à l'instar desquelz les Chirurgiens Jurez sont créés, peuvent faire assemblée dans leurs maisons ou aultres lieux quand bon leur semblera. Ce qui marque que le dit Falc est un turbullent et contrevenant aux ordres de sa Majesté, quyl retient entre ses mains les registres et deniers de la Communauté, sur lesquelz registres le dit sieur Cuau desire faire enregistrer ses provisions et reception au dit offisse. Pourquoy et l'heure de quatre heures estant survenue, et n'estant intervenus aulcuns des aultres maistres que les dessus dits, qui n'est pas nombre suffisant de delisberer, la Communaulté estant composée d'environ trente maistres, et que les dessus dits ayant veu la dite signiffication du dit? .....? (1) et qu'il a repris, se sont retirés.

Le dit sieur Cuau nous a requis, ce que lui avons octroyé, pour luy servir et valloir en temps et lieu, ce que de raison. Et à sa requisition sommes transportez en sa

---

(1) Ici un mot impossible à déchiffrer.

personne et assistance au domicille du dit Falc sis en la paroisse Saint-Pierre du Boille, Grande Rue ou estant et parlant à son frater, quy a dit le sieur Falc-Lacombe estre en ville, et ne sçavait en quel lieu. Le dit sieur Cuau luy a representé les dits esdits, déclaration, provisions et reception du dit sieur Cuau en la dite charge pour estre enregistrez sur les Registres de la Communaulté par le dit Falc, affin d'estre Installé ; aux protestations où le dit Falc sera refuzant de faire lesdits enregistremens, et de remettre à l'instant les dits Registres entre les mains du dit sieur Cuau, de se pourveoir contre luy en contravantion des esdits et desclarations de sa Majesté, par touttes voyes de Droict. Et ayant le dit Cuau eu advis que le dit sieur Falc-Lacombe estoit avec plusieurs des maistres particulliers en l'hostellerie de St-Germain (*ou Gervais ?*) il s'est transporté avec nous dits notaires, où il s'est adressé au dit sieur Falc-Lacombe trouvé avec plusieurs des maistres particulliers, et luy a representé les dits esdits, provisions et reception, à l'effaict de les enregistrer presentement sur le dit livre de la communaulté, et le remettre et randre es mains d'icelny Cuau. Aux susdittes protestations en cas de reffus de sortir de la dite assemblée, ou il est avec les maistres particulliers, pour faire le dit enregisrement. Le dit sieur Falc-Lacombe a dit qu'il ne peult presentement faire le dit enregistrement ny remettre le dit livre es mains du dit Cuau, attendu qu'il n'a le dit registre es mains et qu'il est au coffre de la communaulté, protestant que le dit acte ne pourra luy prejudicier, et que quand il aurait le dit livre, il ne luy pourroit mettre en les mains attendu qu'il est chargé d'une promesse du sieur Cuau de la somme de Trente livres qu'il doibt, et les frais qu'il est préalable d'acquitter. Requerant qu'il leur indicque une chambre de communaulté, et aultre que chez lui, et ils s'assembleront incessamment au désir de la signiffication qu'il luy a fait faire ce jourd'hui par Moreau, huissier.

(signé) Falc.

Persisté par le dit sieur Cuau en ce qu'il a cy dessus

dit et sur l'avis que les dits coffre et livre de communaulté sont au domicille du sieur Jean Corbeau, maistre particullier, cy devant Receveur, il a fait pareille requisitions parlant à sa personne, aux susdites protestations et est prest le dit sieur Cuau de convenir d'une chambre commune pour les demunir de tout pretexte.

Dont acte.

(signé) CUAU.

Le dit sieur Corbeau a dit qu'il est prest de mettre es mains du dit sieur Cuau, à la première assemblée, le dit livre, même le dit coffre et pappiers de la communaulté, en acquittant sa dite promesse et donnant descharge, a persisté. Les dits sieurs Corbeau et Falc sont prests de s'assembler avec le dit sieur Cuau, aultre part que chez lui.

(signé) Falc, Corbeau.

Le dit sieur Cuau a replicqué que le reffuz des maistres de s'assembler chez Luy est une véritable contravantion aux esdits et desclaration du Roy, soubztenant qu'ilz se doibvent assembler en sa maison jusqu'à ce qu'il y ait une chambre de Communaulté et qu'ilz peuvent d'autant moins le refuzer qu'il a une chambre particullière dans sa dite maison, où la communaulté a tenu pendant plus de quatre ans. Et à l'esgard des Registres de la Communaulté, le pretexte du reffuz de les luy mettre es mains n'est pas considérable, car sy ledit sieur Cuau est desbiteur de trente livres par promesses, estant sur le dit Registre il offre en faire raison à la dite Communaulté, mais il fera bien voir en temps et lieu qu'il n'en doibt rien et au contraire qu'il luy est deub par la dite Communaulté pour la dernière anatomye qui a esté faicte la somme de cinquante livres reiglée par le dit esdit, de l'oration et les fraiz (?) ... ? (1) d'icelle anatomye et ainsi soubztient que les dits Registres luy doibvent estre donnez, et que ses provisions doibvent estre enregistrées, protestant pour le reffuz de se pour-

(1) Un mot indéchiffrable.

veoir, et de leur faire deffanse de s'assembler aux cabaretz ny autres lieux, sans estre convocquez par le dit Cuau, aux protestations que dessus dont et de tout ce requerrant luy avons octroyé acte pour luy valloir et servir en temps et lieu, et pour signiffier a quy il appartiendra.

(signé) CUAU
POMMIER, not. MORIN, not.

Arch. Dép. d'Indre et-Loire.

LETTRES DE PROVISIONS POUR RENÉ CUAU, CHIRURGIEN ROYAL JURÉ

Louis par la grâce de Dieu, Roy de France et de Navarre, à tous ceux que ces présentes lettres verront, Salut. Par nostre Edit du mois de Febvrier 1692 registré ou besoing a esté, nous aurions pour les causes et considérations y contenues Eteinct et supprimé la faculté accordée à nostre premier medecin par Edit du mois de janvier 1606, desclarations et autres Intervenues. En conséquence et commettre et nommer des chirurgiens dans les villes, bourgs, et lieux de nostre Royaume, pour faire les visittes, et raports. Et celle donnée à nostre pre mier Chirurgien de nommer et commettre des Lieutenans dans les villes et lieux, et touttes les lettres et commissions par eux expédiées jusqu'à ce jour, à la réserve et exceptions de nostre bonne ville, fauxbourgs et banlieue de Paris; et aux lieu d'iceux créer et mettre d'office et héréditaires deux Jurez dans chacune communauté de chirurgiens des villes de notre Royaume où il y a parlement ou autres Cours, Evesché, Archevesché, Presidial ou Bailliage principal, et un dans chacune des autres villes, bourgs et lieux de nostre Royaume, pour y estre par nous pourveues de chirurgiens qui auront la qualité et qui seront reçeus au serment par nos officiers des dits Bailliages, présidiaux ou sénéchaussées. Lesquels seront qualifiez en outre de nos Chirurgiens

Jurez chacun dans le dit Ressort avecq faculté de mettre nos armes et Inscription de ceste qualité dans leurs Enseignes et sur leurs Boutiques, et faire à l'exclusion de tous autres chirurgiens conjointement ou separement, les raports des visites qui seront faites tant par ordonnance de Justice que denonciatifs des corps morts, blessez, noyez, mutillez, prisonniers ou autrement, en la même forme que les chirurgiens qui estoient cy devant nommez par nostre premier medecin, faisoient, en consequence du dit Ecdit du mois de Janvier 1606 déclaration du 16 Juin 1608, et autres ; avecq deffenses à tous autres chirurgiens de les troubler et à nos Juges et autres d'avoir aucun égard aux raports qui leur seront presentez, et d'adjuger aucune provision allimentaire ou autre si ces dits raports ne sont signez des dits Chirurgiens Jurez ou de l'un d'eux. En la manière portée par nos ordonnances et reglemens sur ce faict et a intervenir sur les peines y contenues avecq faculté de jouir des mesmes fonctions, juridictions et droits utiles et honorifiques que ceux dont jouissent et avaient droit de jouir, les chirurgiens commis par nostre premier medecin ou les lieutenans de nostre premier chirurgien. En vertu de l'Edict et Déclarations des mois de Janvier 1656, novembre 1679 et arrest du Conseil du 6 aoust 1668 et autres rendus en conséquence des mesmes, et à l'instar des d. Lieutenants et Jurez de la communauté de saint Cosme à Paris, et conformement au reglement arresté en nostre Conseil le 28 Juillet 1671 avecq pouvoir de tenir et exercer cette Jurisdiction sur tous les autres chirurgiens des d. villes et faubourgs, bourgs, et lieux du Ressort des Bailliages, tels que presidiaux et Juridictions d'icellui qui composeront tous ensemble une seulle et même communauté, convocquer les assemblées d'Icelles, presider alternativement, faire les visittes chez les autres chirurgiens, recevoir pour eux les droits à eux deubz et faire les fonctions de Greffier et Gardes des Registres, donner les ordres necessaires, examiner et recevoir les aspirans en l'art de Chirurgie, leur donner des lettres sur lesquelles ils seront reçeus au serment sans qu'ils puissent jusqu'à ce tenir boutique ny faire aucune fonction de chirurgien comme aussy joint par eux de l'exemption de touttes commᵒⁿ de syndic de communauté, de recepte et colecte de tailles et taillon, et ustancille ou autres levées et impositions de tutelle, curatelle, sequestre, guet, et garde des villes et places et de tout logement de gens de guerre français et etrangers, ainsi qu'il est plus au long porté par le dit Ecdit. Et voulant En execution d'icelluy pourvoir au dit office de personnes capables, Sçavoir faisons que pour le bon et louable raport qui nous a esté fait de la personne de nostre bien amé René Cuau et de ses sens suffisans, loyaulté, prudomie et expérience en l'art de chirurgie, pour ces causes et autres, à ce nous mouvans, nous luy avons donné et octroyé, donnons et octroyons par les présentes, l'un des deux offices de Chirurgiens Royaux de la ville et fauxbourgs de Tours, ressort d'icelle et despandances créé hereditaire par nostre Edict ou n'a encore esté pourveu pour le dit; avoir tenir et doresnavant exercer et jouir par le dit René Cuau hereditairement aux honneurs, autoritez, franchises, libertés, fonctions, exemptions, droit, fruit, proffit et emolumens conformement à nostre Ecdit, et arrest du 16 febvrier au dit an rendu. En conséquence cy avecq la quittance de finances attachée soubz le contre sceel de Nostre chancellerie. Si donnons en mandement à nostre bailly de Tours ou son Lieutenant General et aux d nos juges et officiers qu'il appartiendra que leur estant aparu de Bonne vie et mœurs, considération, aage, competance, Religion catolique, apostolique et romaine du d. René Cuau, et de luy prit et receu le serment en tout cas requis et accoustumé, Ils le reçoivent mettent, et instituent de par nous, en possession et jouissance du d. office l'en faisant jouir et ensemble des honneurs, autoritez, franchises, libertés, fonctions, exemptions, droit, fruit, proffit, esmolument, plainement, paisiblement et hereditairement et a luy obéir et entendre de Tous ceux et ainsy qu'il appartiendra en choses touchant et concernant le dit office; car tel est nostre plaisır. En temoing de quoy nous avons fait mettre notre sceel à ces présentes. Donné à Paris le vingt six de mars mil six cens quatre vingt treize, et de nostre Regne le cinquantiesme, signé sur ce repliz par le Roy Lobrat et scellé du grand sceau, et au dos est escrit — Enregistré ce dernier mars 1693 — signé Soufflot.

Suit la Teneur des Lettres de Provisions de Pierre Cuau, chirurgien, frère de René, c'est le même texte, mais elles sont datées du 23 may 1693.

Archives municipales de Tours, 18 nov. 1693.

Poitiers. — Imprimerie Blais et Roy.

www.ingramcontent.com/pod-product-compliance
Lightning Source LLC
LaVergne TN
LVHW052037160826
845678LV00003B/1389
* 9 7 8 2 3 2 9 6 4 0 2 4 2 *